SERVICE CHIRURGICAL DE GYNÉCOLOGIE DE LOURCINE-PASCAL

OBSERVATIONS POUVANT SERVIR A L'ÉTUDE

DU

VARICOCÈLE PELVIEN

PAR

Le Dr G. ROUSSAN

Interne des hôpitaux de Paris

PARIS

G. STEINHEIL, ÉDITEUR

2, RUE CASIMIR-DELAVIGNE, 2

1892

OBSERVATIONS POUVANT SERVIR A L'ÉTUDE

DU

VARICOCÈLE PELVIEN

IMPRIMERIE LEMALE ET Cie, HAVRE

OBSERVATIONS POUVANT SERVIR A L'ÉTUDE

DU

VARICOCÈLE PELVIEN

PAR

Le Dr G. ROUSSAN

Interne des hôpitaux de Paris

PARIS

G. STEINHEIL, ÉDITEUR

2, RUE CASIMIR-DELAVIGNE, 2

1892

A MES MAITRES DE L'ÉCOLE DE MÉDECINE
DE RENNES

A M. LE Dr ALPHONSE GUÉRIN

Membre de l'Académie de médecine
Chirurgien honoraire des hôpitaux

A MES MAITRES DANS LES HOPITAUX

MM. LETULLE, GOURAULT, BARIÉ, FÉLIZET,
MOIZARD, RECLUS ET POZZI

Leur élève très reconnaissant.

AVANT-PROPOS

Pendant notre quatrième année d'internat que nous avons eu l'honneur de passer dans le service de M. Pozzi, à l'hôpital de Lourcine-Pascal, notre excellent maître a fréquemment appelé notre attention sur les varices pelviennes. Maintes fois, au cours de nombreuses laparotomies ou d'hystérectomies vaginales, il nous fit remarquer leur fréquence.

C'est sur ses conseils et d'après ses leçons si profitables, que nous avons trouvé intéressant de reprendre l'étude du varicocèle pelvien qui, croyons-nous, joue un rôle assez important dans la pathologie des organes génitaux de la femme.

Mais notre but n'est pas d'envisager ce vaste sujet à un point de vue général; et, c'est à dessein que nous laissons de côté certaines parties très importantes de la question : l'hématocèle, par exemple. Nous nous proposons seulement de mettre à profit certaines observations se rattachant à l'histoire des varices du petit bassin et qui nous ont semblé particulièrement dignes d'intérêt.

Nous étudierons donc successivement les lésions du côté de l'ovaire, d'après des examens histologiques; et, nous appuyant sur des considérations cliniques, nous rattacherons à l'étude du varicocèle, certains états congestifs de l'utérus, caractérisés par un ensemble de symptômes propres à la métrite, surtout à forme hémorrhagique, mais qui en diffèrent essentiellement au point de vue de l'origine, de la nature et de la marche, étant immédiatement sous la dépendance de troubles congestifs du petit bassin et qui, pour cette raison, sont plus exactement des pseudo-métrites.

Les observations que nous publions ont été recueillies dans le service de M. Pozzi, ou proviennent de malades de sa clientèle, observations que notre très aimable maître a bien voulu mettre à notre disposition. Aussi ne pourrons-nous jamais assez le remercier et lui prouver notre profonde reconnaissance pour ses inoubliables leçons, ses bons conseils et la bienveillance qu'il nous a toujours témoignée.

Que M. le professeur Tillaux qui a bien voulu nous faire l'honneur d'être notre Président de thèse, veuille bien nous permettre de lui adresser nos plus vifs remerciements.

Nous ne saurions aussi trop remercier M. Paul Petit pour l'amabilité avec laquelle il a pratiqué nos examens histologiques et pour les sages avis qu'ils nous a donnés.

OBSERVATIONS POUVANT SERVIR A L'ÉTUDE

DU

VARICOCÈLE PELVIEN

HISTORIQUE

Les premières recherches importantes sur le varicocèle pelvien, ont été faites par Richet (1), qui l'a décrit au point de vue macroscopique. En 1858, un de ses élèves, Devalz (2), reprend cette étude.

Après une description minutieuse des plexus utéro-ovariens et des modifications pathologiques que leur fait subir la stase veineuse prolongée, il s'attache à montrer l'influence des varices du ligament large sur le développement de l'hématocèle rétro-utérine.

Budin, dans sa thèse d'agrégation, a pour objet les varices pelviennes chez la femme enceinte.

(1) RICHET. *Traité prat. d'anatom. méd.-chir.*, p. 815.

(2) DEVALZ. *Du varicocèle pelvien et de son influence sur le développement de l'hématocèle rétro-utérin*, Thèse Paris, 1858.

En 1888, paraît le Mémoire de Dudley (1), intitulé « Du varicocèle chez la femme : son influence sur l'ovaire ». Se basant sur l'observation de quatre cas traités par la laparotomie, Dudley croit pouvoir en conclure que l'organe est appelé à subir le même sort que le testicule dans le varicocèle chez l'homme, c'est-à-dire l'atrophie et la perte de la fonction. — Sa communication faite à la troisième session de l'Association des membres de Woman's Hôpital se résume dans les propositions suivantes :

1° Le varicocèle du ligament large n'est pas rare.

2° Il est produit par la congestion prolongée, dont les plus importants facteurs sont l'arrêt de l'involution utérine et la constipation habituelle.

3° On peut le prendre pour une prétendue cellulite pelvienne ou pour une salpingite, si on ne fait pas par le rectum un examen soigneux des ligaments larges.

4° Il peut produire dans la structure et la fonction de l'ovaire des modifications comparables a celles que subit le testicule dans le varicocèle chez l'homme, c'est-à-dire l'atrophie du stroma et l'obstacle au développement des ovules, et, comme conséquence, la dégénérescence kystique et la stérilité.

5° Quand le varicocèle est ancien ou que les veines ont subi une dilatation permanente, le traitement local par la révulsion, les tampons de coton, les pessaires, etc., n'aura pas d'effets durables.

Le seul traitement rationnel est la castration.

(1) Dudley. *New-York med. Journ.*, 11 et 28 avril 1888 : « Varicocele in the female ».

L'année suivante, à la Société obstétricale de New-York, Coe (1) réfute ainsi les arguments de Dudley :

1° Le varicocèle vrai de la femme avec épaississement de la paroi veineuse est rare et se rencontre exceptionnellement, même à l'autopsie.

2° La simple dilatation veineuse n'est pas du varicocèle ovarien.

3° Dans ces dilatations, ce sont surtout à d'anciennes phlébites utérines qu'il faut attribuer la cause de la lésion.

4° Si le varicocèle de l'homme peut entraîner l'atrophie testiculaire, chez la femme, s'il y a atrophie ovarienne ou kyste de cet organe, ces manifestations reconnaissent la même cause que la dilatation veineuse elle-même, des adhérences péritonéales autour de l'ovaire ayant entravé la circulation.

5° Cette dilatation veineuse n'est pas une indication suffisante à l'opération radicale, d'autant plus que celle-ci est très grave et peut finalement provoquer la mort par hémorrhagie secondaire.

Cette communication de Coe fut suivie d'une longue discussion à laquelle prirent part plusieurs membres de la Société.

Malcom Mac-Lean affirme que jamais il ne se serait cru autorisé à ouvrir le ventre pour un varicocèle. Réplique de Dudley qui fait une longue défense de son travail. Il soutient que le varicocèle est fréquent, plus fréquent encore chez la femme que chez l'homme et rappelle pour

(1) Coe. So called : « Varicocele in the female. *American Journ. off-Obstetrics*, mars 1889.

quelles raisons. Il est convaincu que, dans nombre de cas, la cure radicale est encore préférable, d'autant mieux que l'ovaire est presque toujours malade et c'est surtout l'ovaire qui fait souffrir la patiente.

William H. Porter est de l'avis de Dudley et pense qu'un grand nombre de prétendues inflammations aigues ou chroniques des ligaments larges, sont dues à des troubles circulatoires, consistant en une stase veineuse qui retentit sur tout l'appareil génital et principalement sur l'ovaire qui est frappé de dégénérescence scléro-kystique ; il incrimine fortement l'usage abusif du corset.

Vilsen a trouvé, dans un grand nombre de laparotomies, des veines très distendues; tantôt il les a enlevées, tantôt pas. Dans ce dernier cas, elles se sont pourtant effacées par la suite et les symptômes ont disparu. Pour lui, c'est dans l'ovaire que réside la cause la plus probable de l'afflux du sang vers le bassin ; il cite des faits où la ménopause avait tardé. Une fois les ovaires enlevés, tous les symptômes disparurent.

Dans son Traité clinique des maladies des femmes, Lawson Tait pense que beaucoup d'affections des ovaires sont dues à des troubles de circulation dans la glande, troubles qui, d'après les faits cliniques, seraient principalement dus à des congestions passives.

Tout dernièrement Conzette (1), dans sa thèse, a parlé des ovaires œdémateux que l'on rencontre dans les fibromyômes utérins ou les tumeurs du ligament large qui mettent obstacle à la circulation de retour dans l'ovaire,

(1) CONZETTE. *De l'ovaire à petits kystes*. Thèse de Paris, 1890.

mais il donne seulement une indication des lésions macroscopiques de l'œdème.

Ainsi donc, dès les premières pages de son histoire, le varicocèle pelvien était décrit dans ses grosses lésions ; les complications ou les symptômes auxquels il pouvait donner naissance, étaient connus : on savait sa fréquence ; on soupçonnait l'influence que devait exercer sur la nutrition intime des organes, notamment l'ovaire, la stase veineuse prolongée, mais la nature exacte des lésions microscopiques restait à chercher.

C'est au Dr Paul Petit que revient le mérite d'en avoir, le premier, donné une description nette et précise ; ses travaux ont paru dans deux mémoires, dont le premier intitulé : Varicocèle de l'ovaire, est le compte rendu d'un cas présenté à la Société obstétricale et Gynécologique de Paris (mai 1891) et suivi d'une discussion intéressante ; l'autre a été publié dans les Nouvelles Arch. d'obstétrique et de Gynécologie du 25 octobre 1891 sous le titre : Des lésions de l'ovaire dans le varicocèle pelvien.

Ces travaux nous ont paru trop intéressants pour ne pas être en bonne partie reproduits au chapitre suivant.

CHAPITRE I

Anatomie pathologique

Nous ne saurions rien ajouter aux descriptions que Devalz (1) a données des varices pelviennes, d'autant plus qu'on les retrouve dans presque toutes les autopsies. On pourrait même, tant leur fréquence est grande, considérer la dilatation des veines du ligament large comme un état physiologique.

Enfin qui n'a vu au cours de mainte laparotomie, notamment dans les cas de corps fibreux utérins, ces grosses veines flexueuses, sillonnant en tout sens le ligament large, dessinant à la surface de la tumeur des saillies serpentines, ayant quelquefois le volume du petit doigt et donnant lieu lorsqu'elles se déchirent à des hémorrhagies redoutables ?

Nous nous attacherons surtout aux lésions observées du côté de l'ovaire, bien moins connues et particulièrement intéressantes.

Déjà le professeur Porter, au sujet d'une observation de Dudley avait, très sommairement du reste, signalé des lésions scléro-kystiques.

(1) DEVALZ. Thèse Paris. Il cite le cas d'une malade de Parmentier chez laquelle les veines furent trouvées à l'autopsie, noueuses, tortueuses, dilatées ayant, le volume d'une plume à écrire : le bulbe ovarique était dix fois plus gros que d'ordinaire.

M. Paul Petit, dans son mémoire déjà cité « Des lésions de l'ovaire dans le varicocèle pelvien, » s'exprime ainsi : « ... si je m'en rapporte aux patientes recherches que j'ai faites, ces lésions débutent comme dans toute phlébectasie par l'œdème pour aboutir à la sclérose ».

Voici les descriptions anatomo-pathologiques qu'il en donne (1) :

OBSERVATION I. — *Examen macroscopique.*

Les deux trompes enveloppées de veines turgides, paraissent simplement congestionnées et par suite un peu épaissies. Les deux ovaires, d'aspect blanchâtre et comme lavé, rénitents sous le doigt, sont un peu plus gros que des œufs de poule dont ils affectent à peu près la forme. Ils laissent écouler sous le couteau une grande quantité de sérosité et se montrent criblés sur toute la surface de section, du hile vers la couche corticale, d'une foule de petites élevures sphériques, opalines, ayant tout l'air de phlyctènes, faisant hernie à la surface de section, ayant le volume de petits pois.

Ces élevures, remplies d'un liquide séreux, se vident incomplètement par la ponction, et, quand on les sectionne, s'affaissent sans laisser de cavités distinctes, à surface lisse, comme celles des kystes folliculaires.

Examen histologique. — Veines du hile plus flexueuses qu'à l'état normal, demeurant largement dilatées, quoique vides, ou gorgées de sang. Elles sont plongées au milieu d'un tissu conjonctif fibreux, parcouru par de nombreux faisceaux musculaires lisses ; la substance intercellulaire est d'aspect amorphe, vitreux. Couche ovigène assez riche en ovules, présentant quelques kystes folliculaires. Dans la région intermédiaire à la couche ovigène et au hile existe un œdème très

(1) Nous avons reproduit les observations au dernier chapitre.

inégalement réparti ; toujours accentué autour des vaisseaux qui semblent généralement dilatés, il présente tous les degrés depuis une légère dissociation du tissu jusqu'à la formation de zones aréolaires à larges mailles où l'on voit des cellules migratrices en grand nombre, des corps granuleux. Il nous paraît évident, étant donné l'absence de véritables kystes folliculaires en cette même région, que ce sont ces zones aréolaires, gonflées de liquide, qui en donnaient l'apparence... »

Observation II

Dans cette observation, comme dans la précédente les ovaires étaient augmentés de volume et présentaient à la coupe, vers leur surface, un petit nombre de cavités folliculaires.

Examen histologique. — Au niveau du hile, qui présente les dimensions d'une grosse amande, les veines en voie de sclérose, fondues même, en certains points, avec le tissu conjonctif ambiant, sont flexueuses, dilatées, gorgées de sang. Le stroma est œdématié : les capillaires sont entourés d'un manchon compact de cellules embryonnaires.

Dans le bulbe et surtout aux limites de la couche ovigène, on constate en même temps qu'une ectasie considérable des vaisseaux, un œdème qui, suivant qu'il est plus ou moins prononcé, a donné lieu à des aspects divers : dans un premier degré les cellules du stroma et des parois vasculaires sont écartées les unes des autres par l'infiltration séreuse. Un bon nombre de ces cellules sont gonflées, granuleuses.

Les cellules migratrices sont plus nombreuses qu'à l'ordinaire. Les espaces intercellulaires sont comblés par une substance transparente semée de granulations et parcourue par des tractus déliés qui sont les fibrilles de la substance fondamentale dissociées par l'infiltration. Telle est la première phase de la lésion.

A un degré plus accentué, les espaces intercellulaires s'élargissent. Les cellules gonflées, surtout au niveau de leurs noyaux, déformées, granuleuses, se colorent faiblement par le carmin. Çà et là des globes granulo-graisseux, des granulations libres, cellules migratrices en grand nombre.

Enfin, en de certains points où l'apport des liquides est encore plus actif, il se produit des lacunes plus ou moins larges, généralement de forme ovalaire, et qui se détachent sur les coupes, à un faible grossissement, à la façon de cavités kystiques. La paroi de ces pseudo-kystes est formée de tissu cellulaire d'autant plus dissocié qu'on se rapproche davantage de leur cavité. A cette limite il se fait un travail de fonte progressive qui, peu à peu, élargit l'espace rempli de liquide. Pour peu que l'infiltration se suspende dans le tissu périphérique, la fonte cellulaire continuant, on comprend qu'à un moment donné le pseudo-kyste arrête ses limites à une bordure de tissu à peu près saine et qu'il se présente comme taillé à l'emporte-pièce dans le stroma ovarien, sans paroi distincte. C'est ce qne nous avons observé en plusieurs points.

« Il est à remarquer que la couche ovigène n'est que peu ou pas infiltrée, ce qui se pouvait concevoir, a priori, vu le nombre et le calibre moindre de vaisseaux en cette région de l'ovaire, la densité plus grande qu'y présente le tissu cellulaire feutré sous forme de tourbillons. La nutrition n'y a pas moins été profondément troublée, car les ovisacs à l'état de repos ont presque entièrement disparu et nous n'avons trouvé qu'un petit nombre de follicules à différents stades de développement. Pas de corps jaunes récents. Ceux que nous avons rencontrés étaient à la phase de transformation hyaline, morcelés par l'œdème et transformés en kystes.

Cette seconde observation correspond, comme la précédente à la premiére phase de la phlébectasie, phase d'engorgement, mais elle est d'un degré plus avancé, vu la disparition des ovisacs, le volume plus grand des lacunes, la sclérose déjà manifeste dans le hile.

Il y a lieu d'insister sur l'absence dans l'un et l'autre cas du véritable hydrops folliculaire.... Cette constatation donne à penser que la maladie de Rokitansky, se rattache non pas tant à la stase veineuse qu'à des congestions actives, comme celles de l'ovulation physiologique, mais anormales par leur hétérochronie, leur durée. Il y a lieu également de se demander si, dans nombre de cas, on ne confond pas les micro-kystes de l'ovaire avec ces pseudo-kystes, ces boules d'œdème dont nous avons donné la description.

Observation III

Fibro-myôme, gros comme une fois et demie une tête d'adulte enlevé devant moi par M. Pozzi, après laparotomie, le 23 novembre 1890. Les plexus veineux du ligament large sont très dilatés. Les parois tubaires sont d'apparence normale. Les ovaires sont doublés de volume, suivant leur longueur, de consistance plus ferme qu'à l'état normal et présentant un certain nombre de kystes folliculaires dont quatre, aussi gros que des pois, sont conglomérés et accolés entre eux, au milieu même de l'organe. Sclérose en voie de formation autour des vaisseaux, ou complètement constituée en d'autres points. Ectasie considérable des capillaires et des veinules entre lesquels se voient de larges espaces lymphatiques qui se distinguent des kystes folliculaires par les globules blancs qu'ils renferment, l'irrégularité de leurs contours, leur revêtement de cellules aplaties. Infiltration sanguine dans la paroi de l'un de ces kystes folliculaires et le tissu conjonctif ambiant. Il s'agit ici d'un degré plus avancé de la lésion : l'hypernutrition par stase a conduit à la sclérose. Il est probable que ces espaces lymphatiques plus larges que nature, découpés dans le tissu fibreux, reconnaissent comme origine les lacunes creusées par l'œdème sur lesquelles nous avons insisté.

Dans le cas suivant, dont on retrouvera la description détaillée à la fin de ce travail, nous avons eu la bonne fortune de trouver réunies les principales étapes du processus.

L'un des ovaires était gros, œdémateux ; l'autre petit, ratatiné, en état de dégénérescence scléro-kystique.

OBSERVATION IV

A. OVAIRE DROIT : 1° *Examen macroscopique.* — Organe notablement augmenté de volume ; marbré de plaques blanchâtres et de saillies transparentes ; grand développement des veines du hile qui sont très dilatées, flexueuses, épaissies. A la coupe, le tissu de la glande, quoique infiltré de sérosité, a une consistance assez ferme ; sa couleur est d'un blanc pâle.

2e *Examen histologique* (Dû à l'obligeance de M. PAUL PETIT). — Au voisinage du hile, petit foyer hémorrhagique de forme étoilée, d'où le sang s'est infiltré dans l'épaisseur du stroma sous forme de minces traînées. Les veines du bulbe sont dilatées, épaissies, entourées d'anneaux scléreux. Le stroma qui, dans son ensemble, est de densité à peu près normale ou légèrement dissocié, présente par places, en des points où l'infiltration séreuse devait être plus active, des zones de tissu aréolaire parfois creusées à leur centre de lacunes plus larges, pseudo-kystiques, de forme ovale. Dans ces zones franchement œdématiées, les cellules conjonctives sont simplement gonflées et déformées ou dégénérées sous une forme granuleuse ou vésiculeuse.

Dans la couche ovigène mêmes lésions interstitielles, mais moins prononcées. Les ovules sont rares.

B. OVAIRE GAUCHE. — Petit, ratatiné, de consistance scléreuse. Veines du hile flexueuses, augmentées de volume (1).

Au microscoque les veines du bulbe sont également dilatées, entourées de manchons, de tissu fibreux ; stroma œdémateux par places et en voie de sclérose.

La couche ovigène, à peu près dépourvue d'ovules, renferme trois kystes folliculaires de moyen volume.

(1) Nulle trace d'adhérences pritonéales autour de l'ovaire. — Coe, on se le rappelle, soutient que le contraire est la règle.

De ces observations, il faut conclure que les effets de la stase veineuse sur l'ovaire sont des plus manifestes. Tout d'abord, l'œdème infiltre la glande dans sa totalité, surtout au niveau de la région bulbaire, plus riche en vaisseaux et pourvue d'un stroma moins dense. La dissociation cellulaire se présente à des degrés divers depuis un léger éclaircissement du tissu, jusqu'à la formation de boules d'œdème, dessinant des lacunes plus ou moins larges qui se découpent au milieu de l'organe à la façon de véritables kystes.

Ces désordres d'origine purement mécanique, entraînent fatalement des troubles de nutrition déjà bien connus par ailleurs : diapédèse active, fonte cellulaire dont l'élément noble, lui-même, l'ovule ne paraît pas exempt. La disparition des ovules ne paraît pas en général précédée, contrairement à ce qu'on pourrait croire, d'hydrops folliculaire.

Cette première période de stase et d'engorgement est insensiblement suivie d'un travail de sclérose progressive qui aboutit à l'atrophie de l'organe. Les manchons de cellules embryonnaires qui entourent les veinules s'organisent peu à peu en tissu fibreux; et de centres périvasculaires, la sclérose irradie en tout sens dans l'épaisseur de l'organe, étouffant ce qui reste d'ovules jeunes, enkystant les follicules déjà bien développés : Phase scléro-kystique.

Nous ne pouvons donc partager l'avis de Coe lorsqu'il dit : « Nous ne nous attendions certainement pas à ce « que l'on présentât l'atrophie de l'ovaire comme un « résultat du processus. Il n'y a pas de cas où la dilata-

« tion des veines du ligament large soit poussée plus
« loin que dans le fibrome, or dans ces conditions, c'est
« presque toujours l'hypertrophie que l'on observe et
« non l'atrophie. La dégénérescence kystique des ovaires
« est tellement fréquente que sa coexistence avec les
« dilatations veineuses ne prouve rien ».

Evidemment Coe n'a prêté attention qu'à la première phase du processus, phase d'engorgement qui augmente le volume de l'organe et diminue sa consistance.

Les lésions sont fonction de l'époque à laquelle on les considère. Ainsi est-ce pour avoir méconnu cette vérité fondamentale qu'on a discuté si longtemps sur le gros rein et le petit rein contracté ; d'autre part loin de nous l'intention d'attribuer au varicocèle la dégénérescence scléro-kystique de l'ovaire et nous avons particulièrement insisté sur ce point qu'il fallait se garder au début du premier processus, de confondre la boule d'œdème qui en est la caractéristique dominante avec le véritable hydrops folliculaire. Mais la coexistence fréquente du varicocèle avec l'œdème ou la dégénérescence scléro-kystique de l'ovaire, voire même avec les deux lésions réunies ; d'autre part l'absence de tout autre élément étiologique important, ne nous autorisent-elles pas à admettre une relation de cause à effet entre la varice et les lésions ovariennes, et enfin une dépendance chronologique entre l'œdème et la transformation scléro-kystique ?

Ainsi donc, d'après nous, les lésions propres à l'ovaire dans le varicocèle pelvien présentent deux phases distinctes :

1° L'une qu'on pourrait appeler mécanique ou de congestion passive, dans laquelle l'ovaire est augmenté de volume, œdémateux, pseudo-kystique.

2° L'autre de sclérose progressive, aboutissant à l'atrophie et à la transformation scléro-kystique.

Il serait intéressant par ailleurs de rechercher si comme le pensait W. Porter « la stase veineuse doit retentir fatalement sur tout l'appareil génital » et dans quelle mesure l'utérus en particulier est intéressé ?

Nous ne pouvons à ce propos que nous borner à des conjectures, mais il est bien probable que cet organe est lui-même profondément atteint, étant donné l'importance des lésions ovariennes, et certains faits cliniques courants, encore mal définis qui semblent bien se rapporter à notre sujet.

Nous voulons parler de ces états pseudo-inflammatoires de l'utérus, à l'origine desquels il est difficile de déceler l'intervention d'un élément septique quelconque, caractérisés surtout par des phénomènes d'engorgement exagérés (corps notablement augmenté de volume, col très hypertrophié, très mou) et par leur résistance au traitement le plus efficace dirigé contre la métrite : le curettage.

Evidemment nous nous rendons bien compte que nous ne faisons que raviver une question déjà bien controversée, chère aux anciens auteurs, celle de l'engorgement utérin, et puis qu'il s'agirait (et c'est le point capital) de démontrer dans le cas la coexistence de varices pelviennes ; mais la preuve ne pourrait-elle pas se faire d'une façon indirecte ?

Plus nous examinons la marche du processus, plus nous trouvons de similitude entre les lésions ovariennes décrites et celles observées par les anciens auteurs dans la « métrite parenchymateuse » (utérus, au début, augmenté de volume, œdémateux ; vaisseaux dilatés ; capillaires gorgés de sang ; infiltration séreuse du parenchyme et prolifération embryonnaire ; sclérose consécutive. Dans un cas de Sinéty (1) il y avait des dilatations lymphatiques et de la slérose circumvasculaire.

Enfin, ces sortes de lésions s'observent surtout dans les cas où la circulation veineuse est gênée dans le petit bassin : c'est pourquoi on les observe principalement après l'accouchement (2).

Dans une communication faite à la Société obstétricale, et gynécologique de Paris (séance de janvier 1892) M. Paul Petit cite le cas d'une jeune femme mariée et stérile depuis trois ans, qui présentait en même temps qu'un volumineux kyste hydatique du foie une leucorrhée profluente avec pseudo-ulcération du col. La tumeur ayant été heureusement traitée par la laparotomie, l'écoulement catarrhal sur lequel le curettage n'avait eu *aucune action*, diminua rapidement et la malade devint enceinte deux mois après l'opération abdominale.

(1) De Sinety. *Société de biologie*, 1878.

(2) Nous n'entendons pas prétendre par là que la métrite parenchymateuse soit liée fatalement au varicocèle, mais n'existe-t-il pas des cas où les phénomènes de congestion prédominent tellement qu'ils forment pour ainsi dire un type clinique à part ; nous voulons parler de ces cas où, en dehors de tout déplacement, on se trouve en présence d'utérus gros, lourds, à col œdémateux, quelquefois violacé comme celui d'un utérus gravide.

L'opérateur en conclut que la malade n'était pas atteinte de *métrite vraie* mais de simples désordres fonctionnels, immédiatement sous la dépendance de la stase veineuse produite par la tumeur : l'obstacle circulatoire étant levé, l'ovaire se dégorge et redevient fécond, l'utérus décongestionné s'amende ; le catarrhe disparaît et la muqueuse redevient apte à la nidation ; les faits de ce genre sont du reste assez communs. Une tumeur, quelle qu'elle soit, par les compressions vasculaires quelle excerce, commence par troubler les fonctions des organes voisins : au début, ce ne sont que des désordres passagers, facilement remédiables, mais la compression se prolonge-t-elle, la nutrition des mêmes organes s'altère profondément et des lésions définitives s'établissent.

C'est l'histoire des néphrites qu'on voit survenir dans le cas des tumeurs fibreuses anciennes. Ainsi en est-il pour l'ovaire, ainsi doit-il en être pour l'utérus et nous sommes absolument convaincus que dans cet ordre d'idées, il faut faire un pas en arrière, que l'inflammation n'est pas tout, qu'en dehors des métrites proprement dites, d'origine et de nature infectieuse, il existe des pseudo-métrites, ou si l'on veut des états congestifs simples de l'utérus qui peuvent revêtir l'allure des véritables métrites inflammatoires.

A ce sujet nous avons eu l'occasion d'observer cette année à la consultation, une malade, dont malheureusement nous ne pouvons donner l'observation : la malade n'étant pas revenue. mais le fait nous avait trop frappé pour ne pas nous en souvenir, d'ailleurs en cherchant on pourrait sans doute trouver des cas analogues. Il s'agissait d'une malade relativement bien portante dans l'intervalle de ses règles qui, au moment du molimen menstruel ou plus exactement les jours qui le précédaient, souffrait de symptômes très pénibles : douleurs lombaires et hypogastriques très vives, tellement intenses que la malade était obligée de s'aliter ; leucorrhée profuse cystalgie, maux de têtes violents, elle avait en un mot un ensemble de troubles congestifs très marqués. Tous ces symptômes disparaissaient dès que l'écoulement du sang (d'ailleurs très abondant et durant 7 à 8 jours) s'était franchement établi. Cette malade avait des varices rectales qui devenaient alors turgescentes, mais donnaient rarement lieu à un écoulement sanguin, probablement à cause de la dérivation du sang du côté de l'appareil génital. Quoi qu'il en soit, ces crises menstruelles n'étaient elles pas comparables aux crises hémorrhoïdaires ? et d'autant plus que dans le cas il y avait coexistence des deux lésions. La malade semblait bien souffrir de troubles congestifs. Elle n'avait ni déplacement, ni atrésie du col, etc. Au moment où nous l'examinions, huit jours après ses règles, elle avait des symptômes de métrite légère, catarrhe utérin peu abondant, utérus augmenté de volume, col gros, mou, exulcéré. La malade était multipare. Nous n'avons pu retrouver chez elle aucune cause d'infection.

CHAPITRE II

Symptômes.

D'après Devalz, les symptômes du varicocèle chez la femme sont analogues à ceux observés chez l'homme : douleur siégeant de préférence à gauche, s'irradiant du côté des lombes et des aines, avec sensation de pesanteur du côté du petit bassin, surtout au moment des règles... Signes physiques : sensation dans la région des annexes d'une tumeur molle pâteuse, en tout comparable à celle qu'on trouve chez l'homme. Enfin, coexistence de varices des grandes lèvres.

Dudley est plus précis. Pour lui, le signe le plus caractéristique consiste dans une douleur vive, lancinante, rayonnant vers la région des reins où elle est le plus intense, disparaissant quand la malade se couche, réapparaissant quand elle se lève. Cette douleur, ajoute l'auteur, est en tout point comparable à celle qu'éprouve l'homme atteint de varicocèle ; les symptômes généraux de dépression morale, de lassitude sont, du reste, analogues.

Au toucher, le ligament large est souple, mais il est sensible à la pression et comme pâteux. Cette sensation est plus nette, la malade étant debout ; mais la meilleure manière de se rendre compte de l'état variqueux des vaisseaux, est de pratiquer le toucher rectal. On prendrait très souvent ces tumeurs variqueuses pour de la cellulite ou de la salpingite.

Coe, dans son mémoire, répond qu'il a fréquemment fait des examens soigneux par la voie vaginale ou le rectum, sous le chloroforme même, et que jamais il n'a rencontré sous le doigt de paquets variqueux : « J'ai « pourtant, dit-il, maintes fois isolé sur le doigt l'aile-« ron de la trompe, la trompe, le ligament de l'ovaire, « le ligament rond et les artères ovariennes. Souvent, « sur le vivant et sur le cadavre, j'ai saisi entre le pouce « et l'index des veines du ligament large, alors qu'elles « étaient énormément dilatées et elles m'ont toujours « donné la sensation d'une masse mal définie plutôt « que celle d'un faisceau de cordes. Quant aux symp-« tômes donnés comme caractéristiques par Dudley, ils « sont, en vérité, communs à tous les désordres du petit « bassin. Les veines du ligament large étant beaucoup « moins sujettes à l'action de la pesanteur que celles du « cordon, j'ai peine à comprendre la variation des symp-« tômes du fait de la position ».

Nous donnons à la fin de ce travail l'observation (II) d'une malade chez laquelle ce signe est très marqué ; le décubitus horizontal amenait un soulagement considérable, mais ce signe est loin d'avoir la valeur que lui attribue Dudley. En réalité, le varicocèle féminin est une affection qui ne se diagnostique pas d'une façon précise. On le reconnaît lors d'une intervention abdominale nécessitée ou par les métrorrhagies sérieuses ayant résisté à plusieurs curettages, ou par des douleurs des désordres nerveux qui, par leur durée, leur fréquence et le trouble qu'ils apportent dans la santé générale pourraient compromettre une existence: dans ce cas, la malade souffre plutôt de ses organes malades que de son varicocèle et pourtant il est bon d'y penser, car il est probable que souvent par un traitement soigneux, s'adressant directement à la stase veineuse, on pourrait au début et sans intervention grave, diminuer la souffrance et entraver la marche des accidents.

Certains cliniciens prétendent reconnaître au toucher le varicocèle ; ils parlent de la sensation d'un paquet mollasse, occupant les culs-de-sac latéraux, plus marqué dans la position debout, etc...

Nous avons, dans ce but, pendant notre séjour à l'hôpital Pascal, touché un bon nombre de variqueuses, et jamais, soit par le toucher vaginal, soit par le toucher rectal, nous n'avons nettement constaté rien de semblable.

Pour terminer, nous allons rapporter un fait fort intéressant et qui semble absolument confirmer le dire de Dudley, quand il soutient que certaines tumeurs prises pendant la vie pour de la cellulite ou de la salpingite, ne sont en réalité que du varicocèle. Il s'agit d'une malade (observation V) à laquelle on avait fait dans le service de M. Pozzi, un curettage, un Schrœder et un Alexander pour endométrite compliquée de rétroversion.

Lors de l'examen qui précéda l'opération, on avait cru trouver dans le cul-de-sac de Douglas une trompe, du volume du petit doigt, que l'on suivait au-devant de l'ovaire jusqu'à la corne utérine, mais comme la malade ne souffrait pas, qu'il semblait s'agir d'une salpingite peu accentuée, on ne s'en inquiéta pas davantage. Or, quelques jours après l'opération, la malade était prise tout à coup de douleurs très vives et persistantes à droite, précisément du côté de la trompe malade. On la touche et que trouve-t-on? Précisément ce à quoi on s'attendait. Il y avait à la place même auparavant occupée par le cordonnet qui semblait être la trompe, un empâtement haut situé dans le ligament large, assez volumineux, allongé dans le sens transversal et très douloureux. Cependant pas de fièvre. La laparotomie fut décidée et le ventre ouvert à cause des douleurs intolérables ressenties.

On trouva pour toute lésion un petit kyste séreux, sous-tubaire, du volume d'une lentille et un état variqueux prononcé des veines tubo-ovariennes. La trompe et l'ovaire paraissaient à peu près sains.

En reconstituant les faits, il est logique de penser que cette malade, atteinte de varices du ligament large, avait eu tout simplement une poussée conjonctive compliquée d'un certain degré d'œdème périveineux.

Dans les deux observations (II et IV) qui nous intéressent particulièrement, on retrouve un ensemble de symptômes pour ainsi dire calqués les uns sur les autres : Antécédents analogues ; les deux malades sont filles de mères arthritiques (l'une est variqueuse, l'autre rhumatisante).

A chaque grossesse, apparition de varices occupant tout le membre inférieur, les grandes lèvres, etc... en même temps production d'hémorrhoïdes. Dans l'intervalle, douleurs dans la région des annexes, surtout à gauche, à forme névralgique, exagérées au moment des époques menstruelles qui sont précédées de phénomènes congestifs intenses dans tout le petit bassin — l'apparition des règles qui sont abondantes et durent plus de temps que de coutume, amène un soulagement notable.

Entre deux périodes menstruelles, phénomènes de dépression très marqués (observation II), dans l'observation IV la malade souffre principalement de ses ovaires qui semblent être le point de départ de manifestations hystériques. Dans le premier cas la castratiou amène la guérison; dans le second elle améliore très sensiblement l'état de la malade.

En résumé, il n'y a donc pas à proprement parler de signe caractéristique du varicocèle pelvien, mais c'est une affection probablement très fréquente, à laquelle il faut penser, surtout quand on se trouve en présence de malades variqueuses présentant au moment des règles des phénomènes congestifs exagérés, suivis d'hémorrhagies abondantes. On devrait d'autant plus y penser, ce nous semble, que dans l'histoire des maladies de l'appareil génital, les troubles circulatoires dans les veines du petit bassin, troubles qui sont très fréquents, doivent jouer un rôle considérable, beaucoup plus important qu'on ne le pense généralement.

CHAPITRE III

Étiologie et Pathogénie.

Devalz en première ligne, place l'hérédité :

« Non pas, dit-il, que je nie l'influence des causes « mécaniques, mais parce que je les crois capables « seulement d'exagérer la dilatation variqueuse. On naît « variqueux comme on naît scrofuleux. »

Parmi toutes les causes qui agissent mécaniquement, la grossesse semble être la plus fréquente ; or, on a trouvé le varicocèle chez des nullipares. Devalz cite entre autres, le cas d'une jeune fille qui mourut dans le service de Huguier, à Beaujon et à l'autopsie de laquelle on trouva le plexus utéro-ovarien variqueux.

Dudley fait remarquer que « les veines du ligament « large, même chez la vierge, ne sont soutenues que « d'une façon très précaire, qu'ils s'hypertrophient pen- « dant la grossesse, augmentent de volume, de longueur, « deviennent beaucoup plus sinueux et subissent fatale- « ment l'influence de l'involution utérine après l'accou- « ment. Il faut encore prendre en considération la « constipation habituelle, les déplacements utérins ame- « nant une torsion des ligaments infundibulo-pelviens, « l'absence de valvules veineuses, etc., enfin la faiblesse « des parois vasculaires..., toutes causes capables de « déterminer un état congestif habituel du côté des or-

« ganes du petit bassin. Il est donc bien probable que « l'affection est beaucoup plus fréquente qu'on ne le « suppose. Winckel l'a d'ailleurs rencontrée 10 fois sur « 300 autopsies. En interrogeant les patientes on peut « se convaincre que dans la majorité des cas, tous les « symptômes sont apparus après des couches difficiles, « suivies de phénomènes inflammatoires qui ont plus « ou moins enrayé l'évolution de l'utérus. »

Coe partage l'avis de Dudley, et admet que la dilatation variqueuse des veines du ligament large est le résultat commun d'un obstacle apporté à la circulation soit locale soit générale.

M. Doléris (1) pense que la dilatation des vaisseaux de l'ovaire n'est pas rare. Il en attribue la cause à des sources très diverses : maladies du cœur, maladies du foie, des poumons ; en un mot toutes les causes capables d'entraver la circulation soit locale, soit générale.

M. Budin incrimine surtout la grossesse ; c'est aussi l'opinion de M. Pajot (2).

Séduit par les analogies qui semblent exister entre le varicocèle de l'homme et celui de la femme, on a admis pour ce dernier comme causes prédisposantes : l'absence de valvules des veines; le passage de la veine utéro-ovarienne gauche sous l'S iliaque et son aboutissement à angle droit dans la veine rénale; d'où la fréquence plus grande du varicocèle gauche.

(1) Doléris. Discussion qui suivit la communication du mémoire de M. Paul Petit, à la *Société obstétricale et gynécologique* de Paris, mai 1891.

(2) *Ibid.*

Coe a protesté vivement contre cette manière de voir :
« Le varicocèle chez l'homme, borné à la dilatation va-
« riqueuse du plexus pampiniforme et des veines du
« cordon, ne peut être comparé à la dilatation vari-
« queuse du plexus ovarien chez la femme, qui s'accom-
« pagne de la dilatation des veines non seulement du
« ligament large, mais encore de l'utérus et du vagin.
« Les veines du ligament large courent perpendiculai-
« rement à l'axe du corps et sont moins sujettes à l'ac-
« tion de la pesanteur. Elles sont physiologiquement
« soumises à des engorgements fréquents, périodiques
« et irréguliers ».

« Rappelons d'autre part que la matrice est un or-
« gane non seulement contractile, mais érectile. La
« cause immédiate de l'érection est la contraction des
« fibres musculaires de l'utérus. Cette contraction
« existe à l'état physiologique, ainsi que l'ont démontré
« graphiquement les expériences de Henricius (Helsing-
« fors) (1). L'auteur a obtenu le tracé graphique et dé-
« montré de la façon la plus nette que l'utérus est
« continuellement animé de mouvements alternatifs de
« contractions et de relâchements, les uns coïncidant
« avec les battements du cœur, les autres avec les mou-
« vements respiratoires, d'autres enfin sont spontanés.
« Or, lorsque l'utérus entre en érectilité, la con-
« traction musculaire a pour conséquence le ralentisse-
« ment et l'obstruction du courant veineux, alors que le
« courant artériel peut se faire facilement grâce à

(1) Fiuska. Lakaresauskapets. Haudlingar, n° 4, 1889.

« l'épaisseur et à la résistance des parois artérielles, il « y aura donc par action mécanique congestion pas- « sive. »

« La ponte ovulaire, les émotions morales, le coït « favorisent l'éréthisme de l'utérus. »

Il est facile de comprendre, d'après ces données physiologiques, combien souvent et facilement la circulation en retour des plexus veineux du petit bassin peut être compromise. Vienne encore s'ajouter l'atonie de la veine la tendance à la stagnation ne fera que s'accroître. Donc par suite de leurs rapports avec l'utérus, de leur structure, du voisinage de certains organes, les veines du ligament large sont naturellement exposées à l'embarras circulatoire par un grand nombre de causes morbides qui le peuvent déterminer (1). Il semble qu'il faille surtout tenir compte de la diathèse variqueuse et de la subinvolution puerpérale.

En résumé pour le varicocèle comme pour les autres varices ; c'est la veine qui joue le rôle le plus important. si les parois sont atones, peu armées pour la résistance, elles cèdent au premier obstacle ; c'est ce que Devalz a si bien exprimé en disant : « On naît variqueux comme on naît scrofuleux ».

(1) Nous n'insistons pas davantage sur ces causes, qui sont très nombreuses : maladies des poumons, du cœur, du foie ; tumeurs comprimant les vaisseaux du petit bassin telles que fibromes, kystes, etc. agissant dans le même sens que la grossesse.. ; la constipation habituelle doit également singulièrement favoriser la congestion utérine.

CHAPITRE IV

Traitement.

Nous venons de voir que les phlébectasies du ligament large sont très fréquentes et qu'elles semblent jouer un rôle important dans la pathologie des organes génitaux. Quelque difficulté que présente le diagnostic de cette affection, au moins sera-t-on amené à la soupçonner en présence des allures spéciales de certains troubles utéro-ovariens et à modifier très heureusement dans ce sens la thérapeutique des lésions inflammatoires proprement dites.

A la métrite vraie, infectieuse convient et peut suffire le curettage qui tarit la source du mal et régénère la muqueuse ; si l'utérus est hypertrophié, le col gros, l'orifice entr'ouvert ; que le parenchyme en un mot soit profondément atteint, il devient nécessaire de joindre au curettage la résection de Schrœder qui dégorge l'utérus et détermine consécutivement sur le reste de l'organe un travail de régression salutaire. Mais s'il s'agit d'une de ces pseudo-métrites dans lesquelles les troubles de congestion passive sont prédominants, évidemment borner sa thérapeutique aux moyens précédents serait s'exposer à de graves déceptions.

C'est à la cause originelle, aux phénomènes de stase veineuse qu'il faut principalement s'attaquer ; et le traitement sera différent suivant le cas : palliatif ou curatif.

S'il y a des douleurs vives au moment des règles on prescrira le repos au lit, une diète légère, des lavements opiacés, dans l'intervalle on cherchera à diminuer l'afflux sanguin par l'usage habituel des injections vaginales chaudes (45° à 55°) et surtout des irrigations rectales chaudes (45° à 55°) dont l'effet sur la circulation pelvienne est encore plus marqué. Ces dernières injections se pratiqueront matin et soir avec une sonde rectale enfoncée d'une dizaine de centimètres environ, de telle sorte que le jet d'eau chaude puisse balayer le rectum de haut en bas.

Il est bon d'introduire au préalable dans l'anus un petit dilatateur en porcelaine pour favoriser la sortie du liquide.

On fait passer ainsi à chaque séance 5 à 6 litres d'eau chaude. On peut se servir simplement d'eau filtrée et bouillie. Ce traitement est très efficace. On a proposé également le tamponnement du vagin qui agit sur les vaisseaux par compression, mais c'est un moyen peu pratique. On pourra essayer de certains médicaments dits vasculaires : teinture d'hydrastis canadensis 30 gouttes, trois fois par jour, l'extrait fluide d'hamamelis virginica 10 à 20 gouttes par jour, mais c'est un médicament dont il faut user très prudemment à cause de son action énergique sur la circulation.

Enfin les eaux thermales le massage, l'électricité.

Lorsque les douleurs sont intenses ou qu'il existe des désordres nerveux graves, surtout lorsque des hémorrhagies surviennent, hémorrhagies ayant résisté au curettage, la castration s'impose et donne d'excellents résultats, car elle diminue l'afflux sanguin : c'est le meilleur agent curateur des troubles congestifs du côté de l'appareil génital (1). Des deux malades traitées ainsi et pour ces raisons par notre excellent maître M. Pozzi (observations II et IV) l'une a été absolument guérie, l'autre très améliorée.

C'est le véritable traitement, le seul, des accidents sérieux du varicocèle : douleurs vives, hémorrhagie, etc., il n'y a pas à hésiter, on évitera ainsi aux malades des souffrances et tous les accidents qui les anémient et altèrent profondément leur santé.

C'est surtout dans les cas de varices pelviennes qu'on voit survenir après la castration les accidents d'hématocèle. On a proposé de réséquer autant que possible les ligaments larges, mais nous savons avec quelle prudence il faut les manier pour éviter de larges déchirures et des hémorrhagies parfois très difficiles à arrêter.

Inutile d'ajouter que dans les cas où le varicocèle est sous la dépendance d'une tumeur telle que fibrome, etc., son ablation en constituera le véritable traitement curatif.

(1) La castration agit, on le sait, en supprimant d'abord la cause la plus puissante du réflexe menstruel, l'ovaire, et secondairement en diminuant l'afflux sanguin du côté de l'utérus par la thrombose des veines et leur phlébite consécutive.

CONCLUSIONS

Nous conclurons à peu près dans le sens de Dudley, sauf de légères modifications :

I. — Le varicocèle pelvien est fréquent. On le rencontre dans nombre d'autopsies ; très souvent au cours d'interventions chirurgicales (laparotomies, hysterectomies, etc.) D'autre part, si l'on considère la fréquence des varices rectales et des membres inférieurs chez les femmes (surtout les multipares), on peut également conclure à la fréquence des ectasies veineuses du petit bassin.

II. — En dehors des cas où les influences mécaniques sont manifestes (fibromes, grossesse, etc.), il en existe où le varicocèle est pour ainsi dire primitif. Il est alors directement sous la dépendance d'un état général (l'arthritisme probablement). Toutes les causes capables de gêner la circulation en retour dans les veines du petit bassin ne font que favoriser son développement.

III. — L'examen histologique de plusieurs pièces a permis de conclure que du côté de l'ovaire, la maladie présentait deux phases distinctes :

Une première phase qu'on pourrait appeler mécanique ou de congestion passive dans laquelle l'ovaire est hypertrophié, œdémateux, pseudo-kystique.

Une deuxième phase qui aboutit à l'atrophie et à la transformation scléro-kystique.

IV. — Nous pensons qu'outre les métrites vraies, infectieuses dans lesquelles le parenchyme est frappé secondairement par propagation de l'inflammation muqueuse, il existe des pseudo-métrites dans lesquelles les lésions frappant l'utérus dans sa totalité, sont purement sous la dépendance de congestions passives.

Ces pseudo-métrites peuvent revêtir les allures des métrites inflammatoires, mais elles ont ceci de caractéristique, que leur évolution est intimement liée à celle des troubles vasculaires qui les engendrent. Pour cette raison, leurs symptômes peuvent être intermittents ou passagers et souvent le traitement de choix, le curettage, n'amène aucune amélioration, alors qu'elles peuvent guérir spontanément avec la disparition de la cause originelle (ablation d'une tumeur par exemple).

V. — Lorsqu'il existe des douleurs très vives, des désordres nerveux graves ou des hémorrhagies rebelles au curettage et suffisamment abondantes et répétées pour compromettre la santé des malades, la castration est le seul traitement rationnel. Les ovaires étant, dans ce cas, profondément atteints.

OBSERVATIONS

OBSERVATION I (Publiée par M. PAUL PETIT).

« La nommée C. Esn..., âgée de 32 ans, entre le 26 août 1890 à l'hôpital Pascal, dans le service de M. Pozzi. Antécédents héréditaires nuls. Réglée depuis l'âge de 14 ans, facilement, sans douleur et avec une abondance normale, jusqu'au mariage qui eut lieu à 18 ans.

Cinq grossesses à terme, assez rapprochées ; accouchements normaux, suites immédiates excellentes. A la suite de la dernière, qui date de quatre ans, les menstrues ont d'abord perdu de leur régularité, tantôt avançant, tantôt retardant ; puis il y a 4 mois environ, sont survenues des métrorrhagies presque continues. C'est à peine si la malade demeure quelques jours sans perdre et les forces ont été rapidement en déclinant.

« Le 21 août, M. Pozzi examina la malade et trouva un col gros, entr'ouvert, sclérosé, sans déchirures. Corps utérin en antéversion, débordant de 3 à 4 travers de doigt le pubis et manifestement élargi. Cathétérisme, 10 cent. Les culs-de-sac paraissent absolument libres.

L'augmentation de la cavité utérine, les métrorrhagies font porter le diagnostic d'utérus fibromateux et, jugeant que le dépérissement rapide de la malade nécessite une intervention prompte et radicale, M. Pozzi pratique le 15 septembre la laparotomie. Il arrive sans difficulté sur l'utérus qu'il trouve uniformément augmenté de volume, sans apparence de fibrome enclavé ou interstitiel. Explorant de chaque côté les annexes, il constate un développement considérable des plexus veineux et enlève avec les trompes correspondantes les deux ovaires qui étaient très volumineux et semblaient gonflés de microkystes. Nous avons immédiatement examiné ces pièces.

Le résultat de l'examen microscopique et histologique a été donné précédemment au chapitre Anatomie pathologique.

OBSERVATION II (Malade opérée en ville par M. POZZI).

Mme Art..., sans profession. Mariée, 29 ans, née à Buenos-Ayres. Antécédents héréditaires : Père bien portant, mère variqueuse (hémorrhoïdes, varices des jambes) et morte d'une maladie du cœur.

A l'âge de 8 ans, choléra ; à 12 ans, fièvre jaune ; à 18 ans, fièvre typhoïde grave.

Réglée à 11 ans 1/2. Les règles ont toujours été régulières, mais très douloureuses et abondantes.

Leucorrhée vaginale légère.

Mariée à 21 ans ; à 22 ans, un enfant.

Pendant la grossesse et vers le 4e mois, les veines des membres inférieurs devinrent variqueuses ; les jambes, les cuisses, les grandes lèvres s'œdématièrent, la malade eut aussi plusieurs crises hémorrhoïdaires.

Vers la même époque, elle éprouva dans le ventre, des deux côtés, dans la région des annexes, surtout à gauche, des douleurs assez vives, lancinantes et passagères, ou continues et sourdes ; elle prenait ces douleurs pour de la « névralgie ».

Accouchement à terme avec application de forceps au détroit inférieur. Huit jours après, phlegmatia alba dolens double. A cette époque, les jambes étaient très œdématiées et le réseau veineux très marqué ; lorsque la malade se leva quatre mois après, elle remarqua que chaque fois ses jambes enflaient, les veines étaient très saillantes et elle s'aperçut pour la première fois d'un bourrelet hémorrhoïdaire.

De 22 à 27 ans, la malade eut deux enfants et trois fausses couches (de une à trois mois) et chaque fois les douleurs ovaralgiques reparurent et les membres inférieurs s'œdématièrent, accidents qui furent surtout prononcés pendant les grossesses.

Depuis la dernière fausse couche, il y a 2 ans, la malade

éprouvait chaque fois au moment des époques menstruelles, une recrudescence des douleurs qui avaient leur maximum dans la région de l'aine, s'irradiant du côté du rein et des cuisses de la région correspondante.

Les douleurs étaient tellement vives qu'elles allaient jusqu'à provoquer la syncope. La malade affirme de la façon la plus nette qu'elles étaient beaucoup plus marquées dans la station debout et que la position horizontale diminuait leur acuité d'une façon très sensible. En même temps, la malade éprouvait une sensation de pesanteur et de plénitude dans tout le petit bassin, accompagnée de migraines violentes empêchant le sommeil; l'apparition des règles amenait un grand soulagement; elles étaient abondantes et duraient une dizaine de jours environ. Dans l'intervalle des époques menstruelles, phénomènes nerveux très pénibles. Insomnie persistante, dépression morale, tristesse, maux de tête, palpitation, inappétence habituelle, digestions très pénibles.

Vers le milieu de l'année 1890, on lui extirpa à Buenos-Ayres, un polype de la grosseur d'une mandarine et deux autres de la grosseur d'un œuf de pigeon, mais les symptômes persistèrent, la malade n'éprouva aucun soulagement.

Fatiguée de toujours souffrir, la malade se décida à venir à Paris et consulta M. Pozzi, qui diagnostiqua une dégénérescence scléro-kystique des ovaires.

La castration fut pratiquée le 31 mai.

En essayant d'enlever les annexes du côté droit, M. Pozzi constata dans le ligament large des varices énormes et en attirant le pédicule au dehors, une large déchirure se produisit qui amena un flot de sang. Suture du ligament large avec un surjet de catgut.

Ablation des annexes ; l'ovaire a le volume d'une grosse noix, les veines au niveau du hile sont très distendues.

Ablation des annexes du côté opposé ; constatation de varices énormes sillonnant le ligament large.

Ovaire également augmenté de volume et œdémateux.

Nous avons revu la malade en juillet. Les règles avaient reparu le 1er juin. Aucun des phénomènes douloureux et des accidents congestifs éprouvés antérieurement ne furent ressentis par la malade. Les règles duraient 4 jours.

Depuis, elle a recouvré le sommeil, retrouvé son appétit. La guérison est complète.

Observation IV (Malade opérée en ville par M. Pozzi).

Madame de Vig..., 39 ans, mariée.— Antécédents héréditaires. Père bien portant. Mère rhumatisante. Réglée à 11 ans 1/2. Etant jeune fille, règles irrégulières, douloureuses, pertes blanches. Phénomènes hystériques (boule hystérique, crises, etc.). — A 25 ans, 1re grossesse. Aucun accident consécutif. De 25 à 38 ans la malade eut six grossesses et trois fausses couches. Elle avait remarqué que chaque fois qu'elle était enceinte, ses jambes, ses cuisses et les grandes lèvres enflaient. Les veines des membres inférieurs étaient saillantes. En même temps elle voyait paraître des hémorrhoïdes. Dans l'intervalle des grossesses les règles étaient un peu douloureuses et très abondantes. Des douleurs, caractérisées par une sensation de plénitude dans tout le petit bassin, apparaissaient quelques jours avant les règles : l'écoulement sanguin amenait un soulagement très appréciable.

Le 14 janvier 1891 sixième accouchement. Pendant le travail la malade ressentit des douleurs très vives dans le ventre du côté gauche, douleurs qui s'irradiaient dans tout le membre correspondant. Cinq jours après, douleurs très vives le long du sciatique gauche pour lesquelles son médecin l'électrisa au moyen de courants faradiques, ce qui amena des contractures générales, la malade était en opisthotonos avec cyanose légère de la face. La crise passée, le membre gauche resta contracturé. Trois mois après, retour de couches. Examinée au spéculum, le médecin qui la soignait constata un écoulement muco-purulent. Dilatation à l'aide d'une tige de laminaire et cautérisation au chlorure de zinc (solution au 1/10e), l'écoulement cessa pour reparaître 10 jours après. En même temps la malade éprouvait de nouveaux accidents nerveux : sensation de boule, contractures généralisées, douleurs dans les deux régions ovariennes, surtout à gauche, plaques d'anesthésie. Tous phénomènes qui cessaient par la compression des globes oculaires.

Comme elle souffrait toujours et que ses crises semblaient avoir pour point de départ la région ovarienne, son médecin se décida à l'envoyer à M. Pozzi, qui diagnostiqua de l'ovarite chronique et pratiqua la castration le 5 juin.

Au moment de l'opération, la malade avait une contracture très nette des muscles rotateurs de la cuisse. Contraction qui disparut sous le chloroforme.

Au cours de l'opération, M. Pozzi constata des deux côtés, dans le ligament large, des varices très prononcées. Castration. Ovaire droit augmenté de volume. Ovaire gauche petit, ratatiné, scléro-kystique.

Comme la malade avait l'utérus rétroversé, M. Pozzi le releva et le fixa à la paroi abdominale au moyen de trois points en surjet. Périnéorrhaphie.

Nous avons eu l'occasion de revoir la malade vers le mois d'octobre. Amélioration très notable. Disparition des douleurs de ventre. Seul, le caractère reste bizarre et irascible.

Nous avons eu ces jours derniers des nouvelles de la malade. Envoyée à Dax pour achever sa guérison, elle est revenue et, depuis 2 mois, présente de nouveaux accidents hystériques caractérisés principalement par des contractures.

Obs. V (prise dans le service de M. Pozzi, hôpital Pascal).

La nommée Rig... Menag..., âgée de 38 ans, entre le 7 septembre 1891 à Pascal, lit n° 6. Réglée à 15 ans. Etant jeune fille, bien réglée, peu de pertes blanches. Mariée à 20 ans. Trois fausses couches. Dernier enfant il y a 5 ans, à la suite, douleurs dans le ventre, surtout du côté droit. En 1890, fausse couche de 3 mois. Hémorrhagies pendant une dizaine de jours, douleurs dans tout le ventre, fièvre légère, la malade dut s'aliter pendant trois semaines environ.

Actuellement, les règles sont abondantes, depuis deux mois surtout ; elles durent dix jours en moyenne ; pertes blanches ; douleurs dans le ventre à droite et maux de reins ; constipation et envies fréquentes d'uriner.

L'utérus est gros, en rétroversion mobile, le col est gros, mou, ulcéré, l'orifice entr'ouvert, trompe droite légèrement augmentée de volume. Hystérométrie, 7 1/2.

Le 1er décembre, curettage Schrœder-Alexander. La malade est améliorée sensiblement.

Le 20 décembre, la malade se plaint de douleurs lancinantes très vives dans la région ovarienne droite. On l'examine, on trouve tout le cul-de-sac droit empâté et douloureux. Empâtement diffus, mal limité et assez haut placé dans le ligament large. Le doigt avait la sensation d'un phlegmon péri-salpingien.

Comme la malade souffrait énormément malgré l'absence de fièvre, on se décida à pratiquer la laparotomie, qui fut faite le 8 janvier.

Les annexes paraissent saines. Varices tubo-ovariennes très marquées. Petit kyste sous-tubaire de la grosseur d'une lentille qui est enlevé.

La malade n'a plus souffert et sort 21 jours après très bien portante.

IMPRIMERIE LEMALE ET Cie, HAVRE

www.ingramcontent.com/pod-product-compliance
Ingram Content Group UK Ltd.
Pitfield, Milton Keynes, MK11 3LW, UK
UKHW032007260826
14628UKWH00005B/2341

9 782014 112450